A MON PÈRE & A MA MÈRE

Témoignage d'affection filiale.

A MON PREMIER MAITRE

M. LE DOCTEUR MARJOLIN

Chirurgien des hôpitaux.

A LA MÉMOIRE DE MON REGRETTÉ MAITRE

M. LE PROFESSEUR LORAIN

Médecin des hôpitaux.

A MON PRÉSIDENT DE THÈSE

M. LE PROFESSEUR PARROT

A MES AMIS

TRAITEMENT

DU ZONA

Applications topiques de perchlorure de fer

PAR

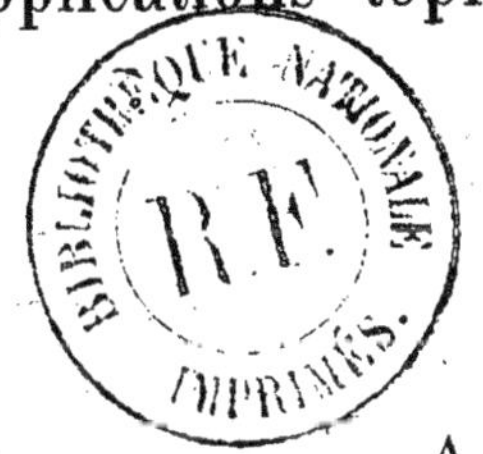

A. MERCIER,

Docteur en médecine de la Faculté de Paris.

———

PARIS

HENRY REY, LIBRAIRE EDITEUR

RUE MONSIEUR-LE-PRINCE. 14

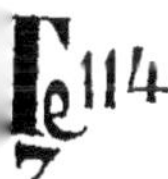

TRAITEMENT

DU ZONA

PAR LES

Applications topiques de perchlorure de fer

PAR

A. MERCIER,

Docteur en médecine de la Faculté de Paris.

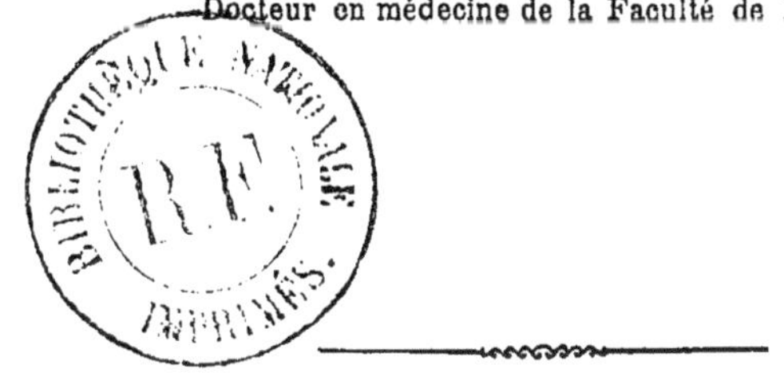

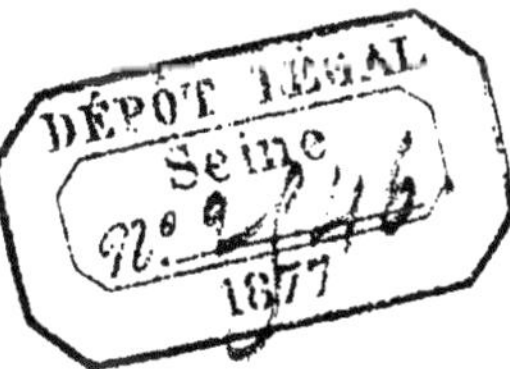

PARIS

HENRI REY, LIBRAIRE EDITEUR

RUE MONSIEUR-LE-PRINCE. 14

INTRODUCTION

Parmi les nombreuses questions dont l'étude a été poursuivie, à des points de vue très-divers, par de nombreux observateurs, dans ces derniers temps, il n'en est pas qui ait provoqué davantage les investigations des pathologistes que le zona et ses variétés ; aussi est-on en droit de se demander quelle utilité il peut y avoir à publier un travail sur la matière en ce moment. Les thèses fréquentes et les notes nombreuses qui ont paru dans ces vingt dernières années sont une preuve de l'importance attachée à cette affection si capricieuse dans sa forme, si variable dans sa durée et dans son intensité, si cruelle dans sa douleur, et il faut bien le dire aussi, si rebelle aux moyens thérapeutiques généralement employés.

Mais s'il est vrai de dire que cliniquement le zona a été parfaitement décrit depuis longtemps, que la pathogénie a récemment fait de nombreux progrès, grâce aux travaux opiniâtres de nos maîtres dans le domaine de l'anatomie pathologique et de la physiologie expérimentale, il ne l'est pas moins que le traitement a peu provoqué la curiosité scientifique. Il n'a pas, que nous sachions, été l'objet d'études spéciales ; et, sauf une thèse sur le traitement par les courants induits (Fauque, 1875), nous ne voyons mentionnés que des moyens généraux mis en usage pour bien des affections douloureuses, chaque auteur consacrant à peine quelques lignes à la thérapeutique.

Nous avons pensé qu'il ne serait pas inutile d'envisager

la question sous ce point de vue, et nous nous sommes proposé d'exposer les principaux moyens thérapeutiques mis en usage dans le traitement de cette affection, de les juger dans leurs applications, donnant la préférence à un traitement simple, facile, n'ayant été l'objet d'aucune publication spéciale, et donnant, selon nous, les résultats les plus satisfaisants. Des observations prises à diverses sources, ou personnelles, viendront à l'appui de notre manière de voir, confirmée par l'autorité d'un éminent médecin de l'hôpital Saint-Louis, M. le Dr Lailler.

Considérations générales

DU ZONA

SYNONYME. — HERPÈS ZOSTER

L'historique de la question est assez connu pour que nous nous dispensions d'en parler ici, ne voulant donner que des considérations générales, préliminaires indispensables pour nous faire arriver au traitement.

Au point de vue étiologique du zona, on est arrivé à déterminer des conditions nouvelles, autres que les causes ordinaires des maladies en général. Sans doute, chez les individus prédisposés, c'est-à-dire sous l'influence d'une diathèse rhumatismale ou autre, la moindre cause peut donner lieu à une manifestation de zona; et sous ce rapport, le froid humide semble être une des principales causes occasionnelles; il est également vrai que le zona se produit parfois sous l'influence d'une constitution médicale qui lui donne presque une apparence épidémique; mais ce qui est un caractère étiologique dominant et parfaitement admis et démontré, c'est que l'éruption vésiculaire est un phénomène consécutif aux troubles du système nerveux.

Nous n'avons pas seulement en vue le zona type, occupant sur le tronc une région limitée à la ligne médiane, en avant et en arrière, ce qui avait fait donner à l'affection le nom plus précis d'*Hémi-zona* (Pr Forget de Strasbourg); mais le zona en général, et quel que soit son siége.

Nous pouvons le définir, avec M. le professeur Hardy : « une maladie caractérisée par une éruption confluente de plaques rouges érythémateuses, sur lesquelles se développent des vésicules ordinairement groupées au nombre de dix ou douze, les unes à côté des autres ; puis, par une douleur névralgique concomitante existant dans les régions occupées par l'éruption ; la douleur et l'éruption suivant en général une ligne assez régulière, en rapport avec la direction d'un nerf ou de plusieurs nerfs voisins ; la maladie se présentant seulement sur une moitié du corps. » Nous pouvons également dire que « le zona est une affection herpétique presque toujours consécutive à un trouble de l'innervation, qui se manifeste sur le trajet d'une ou de plusieurs branches nerveuses par des phénomènes névralgiques. »

La première définition est essentiellement clinique et ne préjuge rien sur la nature de la maladie. La seconde est basée sur la pathogénie et présuppose une affection nerveuse.

Quoi qu'il en soit le début peut être marqué par des phénomènes généraux plus ou moins intenses ; ils peuvent être assez légers pour passer inaperçus, et faire en sorte que la douleur ou l'éruption semble être la première manifestation de la maladie ; ils peuvent être assez intenses pour qu'il y ait des frissons violents, une fièvre forte, la perte de l'appétit, une soif vive, des nausées, des vomissements, de la constipation. Presque toujours la peau est le siége d'une sensibilité extraordinaire dans les points où l'éruption fait son apparition plus ou moins rapide, on voit des taches rouges, érythémateuses, régulières, sur lesquelles ne tardent pas à apparaître des vésicules semblables à de petites perles, dépassant rarement le nombre de quinze à vingt, plus ou moins serrées dans leur agglomération et formant des groupes distincts. Toutes les vésicules n'accomplissent pas leur évolution simultanément ; il en est qui sont flétries et desséchées quand d'autres commencent à peine à se montrer. Leur contenu est un liquide séreux, transparent, qui ne tarde pas à devenir blanchâtre, et à donner à ces petites phlyctènes un aspect nacré. Elles peuvent devenir brunâtres.

L'analyse microscopique faite par MM. Hardy et Renaut a révélé dans ce liquide la présence de leucocytes et de globules sanguins. Nous ne saurions rapporter plus brièvement et avec plus de précision que M. le professeur Hardy(1) l'évolution de cette éruption : « Une fois formées, vésicules et plaques se comportent d'une manière différente. Au bout de quelques jours, la rougeur disparaît, et il ne persiste plus que les vésicules qui, lorsqu'elles sont abandonnées à elles-mêmes, ne tardent pas à se dessécher. La sérosité qu'elles renfermaient se concrète, et il reste une croûte brunâtre, très-sèche, très-adhérente, qui finit elle-même par tomber, en laissant au-dessous d'elle une cicatrice violette qui s'effacera dans la suite.

« Les cicatrices se montrent sous forme de dépressions, les unes recouvertes de croûtes jaunâtres ou brunâtres, faciles à détacher, les autres plus profondes, d'un rouge cuivré, semblables à celles de la variole. D'autres fois, si l'épiderme qui contient la sérosité, vient à se déchirer, il se fait une petite ulcération, parfois assez profonde, qui, lorsqu'elle s'enflamme, est entourée d'un cercle rouge. Cet état provoque alors une douleur spéciale, mais qui

(1) Hardy gaz. des hôp. 1876, leçon faite à l hôp. Necker.

n'est plus celle du zona. Quand ces ulcérations sont un peu plus profondes, on peut les voir se recouvrir d'une pseudo-membrane qui finit par se déchirer, mais qui laisse au-dessous d'elle une cicatrice qui parfois persiste d'une manière indélébile sous forme de tache blanchâtre.

« Enfin, dans certains cas, on voit se manifester un phénomène particulier : un phlegmon se développe au-dessous des plaques ; celles-ci se gonflent, présentent tous les caractères de l'inflammation et, en s'ulcérant, finissent par donner issue à une quantité de pus plus ou moins considérable. »

D'autres fois même, il y a une véritable gangrène des plaques qui guérit plus ou moins rapidement.

Cette longue citation résume fort bien la marche de la maladie. Ajoutons que, la plupart du temps, les choses ne vont pas si loin, l'éruption guérit parfaitement, ne laissant des traces que tout à fait passagères, mais s'accompagnant d'un symptôme qui va nous occuper un instant, nous voulons parler de la douleur.

On peut constater d'abord, plusieurs jours à l'avance, une sensibilité de la peau qui n'est pas habituelle. Quelquefois, la veille de l'éruption, les malades éprouvent une ardeur et une vive démangeaison à la peau ; c'est la première manifestation de la douleur. Cette démangeaison est bientôt suivie de cuisson, de picotement, de chaleur âcre dans les parties sur lesquelles viennent se montrer les vésicules. C'est ce que nous pourrions appeler la *douleur prodromique* (1). Quand elle existe, elle peut servir à faire prédire l'éruption. Pendant la période d'évolution des phlyctènes, la douleur se révèle sous forme de cuisson intense, de brûlure plus ou moins vive et qui semble être

____

(1) Dr Chausit. Bull. de thérap., t. LXI, p. 147.

proportionnée à l'intensité de l'inflammation circonvoisine, plutôt qu'à la manière d'être de l'éruption, car on voit les zonas les plus légers donner lieu à des douleurs excessivement vives, et des zonas gangréneux, avec ulcérations consécutives, ne donner lieu qu'à des douleurs peu en rapport avec l'importance de la maladie. L'observation semble prouver que plus le sujet atteint de zona est âgé, plus la douleur est intense ; c'est qu'en effet l'éruption s'accompagne à peine de douleur chez les jeunes enfants, tandis qu'elle cause aux vieillards d'atroces souffrances. La douleur qui accompagne l'éruption zostéroïde est continue, donnant la sensation de la brûlure, traversée de temps à autre par des redoublements soudains, des élancements fulgurants que les malades expriment en disant que la région malade leur paraît être le siége de courants électriques rapides ; en un mot, elle se montre avec le caractère des douleurs névralgiques. Tous les auteurs sont d'accord sur ce point.

Rarement subite, la douleur peut tourmenter les malades plusieurs jours avant l'éruption ; mais elle ne peut faire prévoir en rien la gravité de l'affection, et quand le zona débute d'emblée elle se montre souvent aussi intense et accompagnée des mêmes phénomènes généraux.

Disons, en passant, que ces douleurs s'exaspèrent le plus souvent pendant la nuit et privent le malade de repos et de sommeil.

Nous ne pensons pas qu'il puisse exister de zona absolument indolore, car n'y aurait-il qu'une simple sensation de chaleur âcre et brûlante, cela suffit pour dire qu'il y a douleur. Ce qui rend le zona si tristement intéressant, ce n'est pas seulement la douleur qui le précède ou l'accompagne, ce sont aussi les phénomènes sensitifs qui survivent assez fréquemment, surtout chez les personnes prédisposées et les vieillards. Parfois, la douleur consécutive est intolérable et persiste pendant des années. On l'a vue assez forte pour abréger la vie des malades. Parfois, elle va en diminuant, sans laisser de traces. Quelquefois, les manifestations ultimes de la maladie sont des phénomènes d'anesthésie ou d'hyperesthésie, en un mot des phénomènes névralgiques qui ont été résumés dans les travaux sur le zona (1).

Notre but étant d'insister surtout sur le traitement, sans pour cela omettre les considérations générales élémentaires et indispensables, nous n'insisterons pas davantage sur les formes si variables, si capricieuses de la douleur. Nous y attachons cependant une bien grande importance, puisque c'est surtout contre elle que doit être dirigé le traitement. C'est elle qui a attiré l'attention sur le zona, elle qui a provoqué des efforts thérapeutiques nombreux plus ou moins couronnés de succès. C'est elle dont les siéges multiples déterminés ont pu faire pressentir de quel côté se trouvait la véritable pathogénie du zona, et diriger les efforts de l'anatomie pathologique et de l'expérimentation physiologique.

Aujourd'hui, qu'il est parfaitement admis, que le zona se localise sur le territoire de certains nerfs, pour en faire autant de variétés, que les groupes de vésicules sont en rapport avec la distribution des ramifications superficielles des nerfs, que la douleur est produite par un processus irritatif de ces mêmes nerfs, nous sommes amené à dire que le zona est relié à une altération du système nerveux ou névrite, et M. Charcot a suffisamment prouvé que l'irritation, l'inflammation ou l'altération du système nerveux périphérique ou central président au développe-

(1) Hybord. Loco citato.

ment du zona. Les cas de zonas traumatiques observés et étudiés, ainsi que les cas de zonas secondaires chez des malades atteints de myélite chronique, ont puissamment aidé à confirmer ces faits. Ceci posé, nous ne pouvons nous empêcher de reproduire une note récente dans laquelle l'auteur assigne au zona une nature différente. M. le Dr Despine, ayant eu une légère atteinte de zona, l'étudia sur lui-même (1) :

« L'éruption, dit-il, a eu lieu sur le front, du côté gauche près de la ligne médiane et de la racine des cheveux. Elle a consisté en six vésicules, plus une sur le bord de la paupière du même côté. Cette éruption est-elle une variété de l'herpès, ainsi qu'on l'a cru? Je ne le pense pas. Dans le zona ce n'est pas seulement une simple inflammation *sui generis* de la partie superficielle du derme qui existe; c'est plus que cela: c'est la mortification de cette partie. Au travail morbide qui produit cette mortification dans la partie la plus sensible de la peau, doit être attribuée la vive douleur, la sensation de brûlure que l'on y éprouve. Cette gangrène est rendue indubitable lors de la dessiccation. Elle se montre sous la forme de petites eschares noires, dures, incrustées si bien dans le derme ou plutôt en faisant tellement partie qu'il faut une vingtaine de jours pour qu'elles puissent se détacher. Encore faut-il aider alors cette élimination chez plusieurs d'entre elles avec un instrument...

« Une fois la guérison complète, on voit une légère dépression où étaient les eschares les plus adhérentes, ce qui indique une perte de substance. La nature gangréneuse de la maladie une fois indubitablement établie, il est facile de déterminer celle de la vésicule. Celle-ci est sim-

(1) **Marseille-Médical**, 1876, n° 11.

plement une *phlyctène* et non un herpès. Comme affection gangréneuse de la peau, le zona appartiendrait donc
à la famille du furoncle et dé l'anthrax.»

Nous allons voir maintenant comment l'auteur de la note
explique les douleurs:

« Le derme ayant été entamé dans sa partie la plus
sensible, on peut parfaitement rattacher les douleurs que
l'on rencontre quelquefois sur le trajet des troncs nerveux
d'où partent les nerfs qui se rendent à la partie malade,
à l'altération des papilles nerveuses du derme, altération
qui produit un effet douloureux sur ce tronc nerveux. Ces
sortes de névralgies, qui persistent plus ou moins longtemps
après la guérison, seraient donc un effet de la maladie, et
non la cause, comme on l'a supposé dans ces derniers
temps. J'ajouterai que, pour ce qui me regarde, je n'ai
éprouvé aucune douleur sur le trajet des nerfs du front.
Si le zona était le produit d'une névralgie, celle-ci ne ferait
jamais défaut et se montrerait toujours avant l'éruption,
ce qui n'a point lieu.»

Le zona étant sous la dépendance d'une altération nerveuse, qui n'est pas nécessairement une névralgie, d'autres
nerfs que ceux de la sensibilité pouvant être intéressés, il
s'en suit que l'absence de douleur ne peut nullement infirmer les idées acquises sur ce point. Nous avons cité l'observation parce qu'elle est récente (1) et qu'elle émane d'un
organe officiel de la Société de médecine de Marseille. Une
simple conception, plus ou moins heureuse, ne saurait dé-
truire les faits établis par la physiologie expérimentale et
l'anatomie pathologique.

Le diagnostic du zona ne présente pas en général une bien
grande difficulté; il ne saurait guère être confondu qu'avec

(1) **20 novembre 1876.**

l'érysipèle bulbeux ou phlycténoïde et les propositions formulées par le Dr Hybord à propos du zona ophthalmique sont parfaitement applicables ici au zona en général.

Ainsi : 1° les symptômes généraux, la fièvre, l'élévation de la température, rares dans le zona, sont au contraire constamment et nettement accentués dans l'érysipèle.

2° Les douleurs névralgiques qui précèdent, accompagnent ou suivent le zona, lui sont spéciales.

3° L'éruption du zona est sous la dépendance du territoire nerveux affecté; elle est circonscrite à la ligne médiane, et les limites de l'éruption ne présentent pas de bourrelets saillants de la peau.

4° Les vésicules du zona sont la plupart du temps petites comme des perles; elles sont souvent suivies de cicatrices indélébiles. Tout cela n'a pas lieu pour l'érysipèle.

La persistance des douleurs dans les cas rebelles rend le pronostic de la maladie plutôt ennuyeux que grave, et ils sont heureusement fort rares les cas où la violence des douleurs fut telle qu'elle put être cause de la mort des malades (1).

DU TRAITEMENT DU ZONA.

Nous en sommes arrivé au traitement du zona.

Nous avons remonté aussi loin qu'il était nécessaire dans nos recherches; nous avons puisé partout, cherchant là où ils se trouvaient, les renseignements que nous allons mettre à profit. Il n'est pas indifférent, selon nous, de voir comment, depuis trente ans, les pathologistes ont envisagé cette question du traitement; aussi ferons-nous connaître ce qu'il y a d'intéressant dans les différentes

____

(1) Cas de Foy-Feffries et du professeur Forget, de Strasbourg.

manières de voir des auteurs, relativement aux idées qui ont inspiré la thérapeutique du zona. Nous aurons donc fréquemment à les citer ou à les reproduire.

Quand le zona était considéré exclusivement comme une inflammation de la peau, on se contentait d'appliquer des cataplasmes ou de faire des onctions qui n'avaient pas grand effet sur la marche de la maladie, et il nous faut arriver jusqu'à Cazenave pour trouver un traitement vraiment classique (protection des vésicules).

Dans une note sur une forme épidémique d'herpès zoster accompagné de vives douleurs névralgiques (1), Alphonse Cazenave fait remarquer la fréquence qu'à certaines époques affectaient les éruptions de zona, et il ne peut s'empêcher de reconnaître à cette affection un caractère épidémique, l'épidémicité « véritable fléau engendré par un génie mystérieux » semblant donner des caractères plus sérieux et plus saillants à certains symptômes et cela chez tous les individus atteints.

« La douleur, dit Cazenave, avait ici un double caractère particulier : d'abord son exagération, elle était extrême ; ensuite l'époque de son apparition, elle précédait de quelques jours l'éruption pour se dissiper et finir avec elle. Ce caractère remarquable déjà par son intensité le devenait plus encore par sa constance, j'allais dire par sa généralité. »

L'auteur, s'inspirant des circonstances exceptionnelles au milieu desquelles apparaît le zona et des cas simultanés qu'il a observés, est disposé à en faire une maladie épidémique, sans que pour cela la marche et le développement de la maladie soient influencés, même dans son symptôme principal, la douleur. Qu'on ait affaire à un cas

____

(1) Bulletin de thérapeutique, t. XXXIII, p. 177.

de zona isolé ou à un zona épidémique, la maladie se comporte d'une façon identique ; et il est d'accord avec la généralité des praticiens pour reconnaître l'existence de la douleur sur les points où siége l'éruption, « *véritable névralgie* qui accompagne le zona et subsiste si souvent et si longtemps après lui. » Il ne nie pas les cas sans douleur, mais c'est pour lui une rareté et une exception, et ils sont incapables d'infirmer une règle contre laquelle lutte en vain l'autorité d'un professeur distingué ». Quel que soit le siége, la douleur est un phénomène réel, presque absolu.

L'auteur admet comme cause du zona une susceptibilité individuelle particulière, une véritable prédisposition, qu'il localise dans les tempéraments nerveux irritables qu'impressionnent les moindres émotions morales.

Mais ce qu'il a surtout en vue, c'est le traitement. Il le décrit avec détail, exposant les motifs qui le guident ; et nous ne saurions mieux faire que de le reproduire tel qu'il est exposé :

« Tant que la douleur existait seule, j'ai conseillé les bains, les lotions laudanisées, et même l'application de cataplasmes émollients sur les points affectés ; mais j'avais soin, et je crois que cette précaution est nécessaire en pareil cas, de faire cesser tout traitement émollient aussitôt que l'éruption était faite. En effet, je retombais sous cette loi absolue, sanctionnée par l'expérience et qui veut que l'on évite tout ce qui peut faciliter le déchirement des vésicules et préparer ainsi aux malades des souffrances intolérables. Or, les applications topiques émollientes ont pour effet de macérer les vésicules que le moindre contact peut aller ouvrir et déchirer ; je rejette les cataplasmes, les lotions, les bains, et je fais oindre les plaques avec un peu d'huile et saupoudrer ensuite avec de l'amidon

sec ; il en résulte une sorte d'enduit qui protége la vésicule et lui permet de parcourir toutes les phases, sans
qu'il puisse survenir mécaniquement aucune espèce d'ulcération. Quand la maladie est finie, je fais revenir aux
bains, qui sont d'un heureux effet.

« Si malgré toutes les précautions, les vésicules ont été
déchirées, alors il faut panser les ulcérations avec un peu
de cérat opiacé ; si celles-ci existent chez des individus
affectés par l'âge ou dont la constitution est profondément
détériorée, on pratiquera avec avantage des cautérisations
légères à l'aide du nitrate d'argent.

« Quant à la douleur qui pourrait succéder à l'éruption, on la combattrait par des moyens antinévralgiques,
et au besoin, plus tard, par l'application d'un vésicatoire
local.

« Le traitement général consiste dans le repos, quelques
boissons délayantes, un peu de limonade ; on a rarement
besoin de recourir aux vomitifs ou aux émissions san-
guines. »

Ce mode de traitement est encore mis en pratique par
beaucoup de dermatologistes, et la plupart sont encore
d'avis qu'il faut respecter les vésicules ; c'est la base du
traitement de Cazenave, qui peut se résumer ainsi :

1° Faire usage d'un traitement émollient jusqu'à l'apparition des vésicules ;

2° Respecter les vésicules ;

3° Les isoler et les préserver de tout frottement ;

4° Les cautériser au besoin avec le nitrate d'argent ;

5° Combattre la névralgie par des moyens appropriés
(vésicatoires) ;

6° Peu se préoccuper de l'état général.

On n'a pas seulement cherché à combattre l'affection
dans ses diverses manifestations, on a aussi cherché à

l'enrayer. Dans ce but, le docteur Briquet (1) proposa « l'emploi topique du collodion dans le traitement de l'érysipèle et du zona ». Nous laisserons de côté ce qui a trait à l'érysipèle, l'auteur pensant du reste que c'est dans le zona surtout que le collodion est appelé à un usage aussi fréquent que général.

M. Briquet s'est assuré que les applications du collodion, faites de bonne heure sur les plaques de zona, arrêtent immédiatement la marche de ces plaques et des vésicules qui les couvrent; mais ce qui est plus heureux encore pour les malades, ces applications font cesser à l'instant même la douleur. Nous ne pensons pas qu'il soit nécessaire de suivre l'auteur dans les observations qu'il donne à l'appui. Que résulte-t-il de l'application du collodion? La transparence de cette substance permet de constater que la rougeur s'éteint dans les parties badigeonnées, que les vésicules sont arrêtées ou affaissées et disparaissent rapidement.

M. Briquet ne compte encore qu'un petit nombre de faits de l'emploi topique du collodion contre le zona ; « mais, dit-il, si ces faits se multiplient, avec les circonstances favorables qui les ont entourées jusqu'ici, on aura dans le collodion un moyen infiniment supérieur à tout ceux qui ont été généralement recommandés jusqu'ici contre cette affection, sans en excepter les cautérisations avec le nitrate d'argent, que quelques faits, dont nous avons été témoins, nous portent à croire prolonger plutôt la maladie, qu'en abréger le cours. »

Il résulte de la note du Dr Briquet : 1° qu'on peut taire avorter la maladie ; 2° que les cautérisations au nitrate d'argent sont plutôt nuisibles qu'utiles.

Que dirons-nous du collodion? Suivant nous, ce moyen

____

(1) Bulletin de thérapeutique, t. XXXIX, p. 226.

a souvent suffi pour calmer la douleur, mais son action est passagère ; d'autre part, la rétraction énorme des tissus que provoquent les applications répétées en font un moyen difficilement supporté. Nous ne pensons pas non plus que les applications de nitrate d'argent sur les vésicules soient utiles ; elles sont d'ailleurs condamnées par Trousseau (1) qui « reconnaît qu'on n'en a jamais obtenu les résultats qu'on en attendait », et M. Rayer (2) assure que sur 5 malades soumis à ce traitement, les douleurs ont augmenté et la maladie n'a pas été enrayée.

Combattre la maladie, tenter de la faire avorter, ne sont pas les seules indications que peut présenter la thérapeutique du zona. En effet, on peut avoir à lutter contre les douleurs consécutives, survivant à l'éruption.

Nous voyons Requin s'en préoccuper spécialement. Il n'est pas peu étonné de l'intensité et de la persistance des douleurs après l'éruption, alors que les calmants et les narcotiques, le [plus habituellement employés contre ces phénomènes, n'ont donné autre chose que des résultats négatifs. On est alors obligé de recourir aux vésicatoires simples ou morphinés qui, répétés, ont pu enfin souvent amener la guérison. Si on échoue cependant ? Alors l'auteur propose le moyen que Valleix employa contre les névralgies persistantes, c'est-à-dire la *cautérisation transcurrente*.

OBSERVATION .

Douleurs très-vives consécutives à un zona et persistant encore quatre mois après sa terminaison ; guérison par la cautérisation transcurrente *loco dolenti*.

« Il s'agit d'une femme de 60 ans qui avait eu,

(1) Trousseau. Clinique médicale de l'Hôtel-Dieu.
(2) Union médicale. Janvier 1861.
(3) Bulletin de thérapeutique, t. XLII, p. 557.

quatre mois avant son entrée à l'Hôtel-Dieu, un zona du côté droit du tronc. Partant de la colonne vertébrale, l'éruption occupait l'épaule droite, le creux axillaire, la mammaire du même côté, et se terminait au sternum. La malade avait, dit-elle, de larges plaques rouges, d'où s'élevaient des boutons rassemblés par groupes. Elle éprouvait en même temps de vives douleurs, une sensation de brûlure. L'éruption et les croûtes qui la précédèrent avaient disparu complètement au bout de six semaines, mais les douleurs persistèrent et ce sont elles qui amenaient la malade à l'hôpital.

Les douleurs étaient continuelles, mais avec des exacerbations fréquentes pendant lesquelles cette femme ressentait des élancements insupportables. Elles variaient de siége et occupaient successivement tous les points qui avaient été envahis par le zona ; jamais elles ne sortaient des limites où cette affection avait été circonscrite ; la malade était éveillée la nuit par les douleurs ; elle perdait l'appétit, maigrissait. Des frictions laudanisées furent prescrites inutilement.

L'intensité et la persistance de ces douleurs firent penser à Requin qu'il fallait autre chose que les médications banales et peu énergiques. En conséquence, après avoir endormi la malade, il pratique la *cautérisation transcurrente*. Les douleurs diminuèrent quelques jours après ; il y eut des accès douloureux de moins en moins longs ; les élancements furent moins pénibles, et un mois après la malade était guérie. »

Dans un autre cas traité par la cautérisation transcurrente, le sujet guérit également, mais les douleurs revinrent ; c'est peut-être que les douleurs étaient plus anciennes.

Comment Requin opère-t-il ? En faisant 4 ou 5 raies de

feu, ou plus même, si cela est nécessaire, sur les points les plus douloureux, en suivant le trajet des nerfs, c'est-à-dire en ceinture sur le tronc et dans l'axe des membres, quand le zona siége à ces régions. Il faut dire que le patient a été préalablement soumis au chloroforme. L'auteur n'affirme pas le succès absolu de ce traitement, et il se demande avec quelque inquiétude si les douleurs ne reparaîtront pas?

Nous pensons que voilà un moyen héroïque et qui peut donner de bons résultats, mais il n'est pas sans difficultés dans son application. La nécessité de l'anesthésie préalable et ses dangers, les préparatifs du traitement, aussi rapidement conduits que l'on voudra, sont autant d'obstacles pour l'application de ce moyen. Et puis, le pronostic de l'affection nécessite-t-il une semblable intervention?

Nous venons de passer en revue quelques moyens locaux sur lesquels nous avons dit notre avis. Certains pathologistes ont pensé qu'il y avait plus à combattre qu'une affection superficielle, et que le zona était le fait d'une disposition spéciale de l'économie. Ils ont eu recours à des moyens généraux. Que doit-on penser de ces moyens, et en particulier du sulfate de quinine ou de la quinine, administrés pour combattre les douleurs du zona?

M. Durrant (1), qui l'a employé en Angleterre dans plusieurs cas de suite, dit avoir triomphé d'une façon absolue de ces douleurs zostéroïdes anciennes ; et pour prouver que le sulfate de quinine est vraiment l'auteur des guérisons qu'il rapporte, il dit que, chaque fois qu'il interrompait le sulfate de quinine, les douleurs reparais-

(1) Associat. Medic. Journal et Bull. de thér., t. XLVIII, p. 40.

saient et avec une intensité égale à celle qu'elles avaient antérieurement.

Nous sommes d'avis que le sulfate de quinine peut rendre service chaque fois que les douleurs consécutives à une éruption de zona revêtent une forme de la fièvre larvée, absolument comme dans d'autres formes diathésiques, on pourrait les voir céder sous l'influence de la vératrine, de l'aconitine, de l'arsenic, qui ont d'ailleurs été employés. Nous en dirons autant des préparations ferrugineuses et de l'huile de foie de morue. Ce sont là des moyens qui ont pour but de modifier la constitution, mais qui ne sauraient avoir un effet immédiat; on ne doit cependant pas les négliger. Mais nous pensons qu'on doit avant tout insister sur les modificateurs directs, c'est-à-dire sur les moyens locaux.

Nous avons vu maintes fois, pour des affections diverses, faire des applications de chloroforme. Ce moyen provoque de violentes douleurs qui sont suivies presque sur le champ d'un bien-être réel; malheureusement, l'action est passagère, fugitive, et ce traitement ne saurait convenir au zona. La pommade au chloroforme ne convient pas davantage, et il en est de même d'une foule de liniments narcotiques opiacés qu'on doit considérer au même titre que tous les moyens banalement employés.

Est-il nécessaire pour le traitement du zona de savoir s'il siége plus souvent à droite qu'à gauche? Est-il utile de connaître son étiologie? La connaît-on? Le zona est-il contagieux? Autant de questions dont les réponses donnent lieu, suivant l'auteur du traitement, que nous allons analyser (1), à des illusions qu'il a partagées (elles eussent été plus faciles à résoudre aujourd'hui). Cela du reste lui

(1) M. S. Bull. de thérap., t. LI, p. 153.

importe peu ; ce qu'il y a d'essentiel pour lui c'est le traitement :

« On doit, dit-il, proscrire les topiques, liquides ou
semi-liquides, lotions, embrocations, cataplasmes, etc.,
mais on peut se servir des topiques pulvérulents et isoler
les plaques rouges où se produiront les vésicules, avec
de la ouate. Comme tout le monde, continue-t-il, nous
avons essayé de diverses poudres, farine ordinaire, farine
de riz, poudre d'oxyde de zinc, de camphre, et si nous en
exceptons cette dernière, qui calme dans quelques cas
d'une manière non douteuse, nous n'avons obtenu que
des résultats fort problématiques de ces divers topiques.

« Bien plus, ils ont été nuisibles en augmentant la douleur et en prolongeant les exulcérations du derme », et
cela en se formant en pelotons ou grumeaux qui exercent
des pressions inégales sur les surfaces malades et ac-
croissent ainsi l'irritation.

Nous voyons ici l'inconvénient des topiques secs pulvérulents ; ils peuvent accroître l'irritation des surfaces
malades. Toutefois l'auteur ne les enveloppe pas tous dans
la même proscription, il fait une exception en faveur de la
fécule de pommes de terre ; elle seule a tous les avantages
et il décrit son mode d'emploi avec un soin minutieux.
Comme les précautions indiquées sont bonnes à observer
quand on se sert de topiques pulvérulents, nous n'hési-
sitons pas à citer textuellement :

« La fécule de pommes de terre pure nous paraît, au
contraire, dans cette maladie, présenter tous les avantages
du cataplasme pulvérulent sans en avoir les inconvénients,
du moins lorsqu'il est appliqué ainsi que nous allons le
dire. Le malade étant couché, les points de la zone sur
lesquels sont disséminés les îlots d'herpès sont saupoudrés
de cette fécule ; la zone tout entière est ensuite recou-

verte d'une bande de taffetas gommé ; par-dessus cette bande, on place un cataplasme de ouate, de coton cardé qu'on maintient à l'aide d'un bandage convenable. Cet appareil simple se garde pendant la nuit. Nous affirmons qu'à l'aide de ce moyen on tempère la douleur d'une manière notable. Quand le lendemain on enlève cet appareil, voici l'état dans lequel on trouve les choses : la pression légère et uniforme exercée sur la couche de fécule qui a été étendue sur la zone herpétique a parfaitement appliqué cette couche pulvérulente ; telle est cette application qu'on peut enlever cette couche par fragments assez grands. Là où il y avait un groupe aggloméré de vésicules déchirées, et où existait un suintement assez abondant, la fécule est plus fortement appliquée qu'ailleurs, elle semble faire corps avec le derme et faire l'office d'un surtout épidermique artificiel. Ce suintement est tari, ou au moins il ne se reproduit que dans des proportions insignifiantes. Les quelques mouvements que peut faire le malade rendent nécessaire un pansement quotidien. Quand celui-ci est renouvelé, là où la couche pulvérulente est convenablement appliquée, il n'est pas besoin de l'enlever, à moins qu'elle ne soit imbibée d'une trop grande quantité de liquide, ce qui doit arriver fort rarement ; mais là où cette couche manque, il faut combler ces lacunes en saupoudrant de nouveau les points dénudés, pourrions-nous presque dire. »

On doit continuer ce pansement tant que les parties malades en réclament l'emploi, et l'on arrive ainsi, « à une guérison sûre ».

Ce traitement ne peut être appliqué que pendant la période d'évolution des phlyctènes, surtout pendant la période de suintement.

L'auteur ne prétend pas que ce moyen guérit plus vite

qu'un autre, mais il lui attribue le pouvoir d'empêcher le douleurs consécutives de se produire. On nous permettra d'en douter et l'on est en droit de se demander si l'auteur n'a eu affaire qu'à des cas qui eussent été exempts, même par l'expectation pure, de cette cruelle complication.

Mais comment agit la fécule de pommes de terre? C'est un pansement par occlusion et la fécule de pommes de terre, « en adhérant molécule à molécule avec les tissus vivants avec lesquels elle est en contact, protége ceux-ci contre le contact de l'air, amoindrit l'action irritante des produits de sécrétion versés par les vésicules rompues et prévient, en partie au moins, tout danger du frottement ».

Ce traitement convient certainement aux cas légers, mais quand les douleurs sont bien vives, on est tenté de recourir aussitôt à une médication directement active. Requin n'hésitait pas à proposer la cautérisation trans-currente, et pensait qu'on devait préalablement essayer une application de vésicatoire simple ou morphiné.

Le hasard permit à M. Hervez de Chégoin (1) d'apprécier les bons effets du vésicatoire. Croyant avoir à traiter une douleur névralgique très-vive dans le côté, il fit appliquer une mouche de Milan. Le lendemain, sur le même plan, mais un peu plus loin, il aperçut quelques groupes d'her-pès zoster avec des douleurs semblables. Des mouches également appliquées sur ces mêmes groupes firent avor-ter les « boutons » et disparaître la douleur. Plusieurs autres cas traités de la même façon donnèrent des résul-tats semblables.

M. Hervez de Chégoin propose également l'emploi des sels de morphine par la méthode endermique dans le cas de douleurs fort vives consécutives.

______

(1) Compte-rendu de la Société de médecine. Avril 1858.

Nous avons déjà vu plus haut employer comme moyen abortif du zona le collodion médicinal ; nous savons maintenant que le vésicatoire a été appliqué dans le même but. Nous verrons plus loin ce qu'on doit en penser. Disons auparavant un mot du traitement proposé par M. Betz d'Heibronn (1), savoir les applications fréquentes de la pommade suivante :

Axonge,   30 grammes.
Sulfate de fer pur,   4   —

Le sulfate de fer pur donne une pommade blanche. Cette pommade a pour effet d'empêcher l'éruption de nouvelles vésicules et de hâter la dessiccation de celles qui existent ; de plus elle atténue « la sensation de douleur brulante » qui accompagne cette éruption.

C'est la première fois que nous voyons employé, dans le traitement du zona, un sel de fer; nous ne sommes nullement surpris des bons effets obtenus, et nous sommes étonné que l'usage n'en ait pas été plus fréquent. Nous croyons que le sulfate de fer a vraiment prise sur la douleur, et son emploi empirique (encre à écrire) dans les brûlures, d'autant plus douloureuses qu'elles sont plus superficielles, légitime notre manière de voir. Nous ne rechercherons pas comment agit le sulfate de fer pour produire ce résultat ; il a les propriétés de tous les sels de fer et nous y reviendrons quand nous parlerons du perchlorure. M. Betz considère évidemment son traitement comme un traitement abortif au même titre que le collodion ou le vésicatoire.

Mais la méthode abortive donne lieu à des objections.

____

(1) Ann. de littérat. médic. étrangère, 1859.

Un disciple de Cazenave, M. le docteur Chausit (1), ancien interne de l'hôpital Saint-Louis, considérant le zona au point de vue de la douleur, et la douleur au point de vue thérapeutique, s'est vivement intéressé à cette question : Le rôle important que joue la douleur a engagé les observateurs à tenter d'enrayer l'affection par un traitement « *préventif ou abortif* ». S'il faut s'en rapporter au dire des expérimentateurs, les médications employées ont donné des résultats entièrement satisfaisants ; on aurait appliqué avec un égal succès les cautérisations superficielles, les frictions rudes, les vésicatoires, etc.

M. Chausit dit qu'il ne conteste nullement les observations sur lesquelles s'appuient les essais thérapeutiques, mais il doute de l'efficacité des moyens employés. « C'est « qu'il nous semble impossible d'admettre, dit-il, dans les « conditions où l'on s'est placé en essayant les médications « prétendues abortives, qu'on ait ou enrayé la douleur ou « empêché son développement. Nous allons plus loin, « continue-t-il, et nous disons qu'on est en droit de se « demander, au nom de l'observation clinique, si l'on n'a « pas attribué à l'influence du traitement la disparition ou « l'absence d'un symptôme qui devait, soit cesser naturel-« lement, soit ne pas se manifester. »

D'après lui, pour bien juger de l'efficacité des traitements employés il faut parfaitement connaître le rôle que joue la douleur dans le zona. Si la douleur est un symptôme qui n'est pas rare, si même elle se rencontre le plus souvent, on ne peut cependant dire qu'elle existe absolument, et on sait qu'elle est sujette aux variations phénoméniques les plus capricieuses. Aussi l'auteur se croit-il en droit de formuler ces principes :

(1) Bull. de thérap., t. LXI, p. 147.

« 1° La douleur n'existe pas nécessairement, elle peut
« manquer ; »

Dans ce cas, les moyens les plus insignifiants, ou même
l'expectation, triompheront facilement de la maladie. Il
suffira de donner un peu de limonade tartrique à l'intérieur, d'appliquer un peu de poudre d'amidon, de recouvrir d'un papier brouillard imbibé d'huile à l'extérieur
(c'est le traitement de Cazenave). Mais le zona non douloureux est l'exception, et M. Chausit est amené à formuler
cette seconde loi :

« 2° Dans la majorité des cas, le zona est précédé ou
« accompagné de phénomènes généraux, de divers troubles
« fonctionnels, de malaise, de courbature, de céphalalgie,
« d'un appareil fébrile plus ou moins dessiné.... Les phénomènes généraux sont souvent intenses, la douleur fortement accentuée, etc. »

Même dans ce cas, suivant l'auteur, on ne serait pas en
droit de penser que la suppression de la douleur est le
fait du traitement abortif, car les moyens ordinaires cités
plus haut auraient pu en triompher également.

« 3° Le zona peut, pendant une période plus ou moins
« longue, être précédé de véritables douleurs névralgiques
« parfaitement accusées dans la région qui doit devenir
« le siége de l'éruption. La douleur affecte souvent un
« type régulier intermittent. L'éruption développe toutes
« ses phases et s'éteint sans paraître exercer une influence
« notable sur la marche et les caractères de ces douleurs
« prodromiques qui persistent souvent après que le zona
« a disparu. »

Dans ces cas l'auteur prescrit à l'intérieur le sulfate de
quinine (sulfate de quinine, 0 gr. 50 cent., extr. de stramo-
nium 0 gr. 25 cent., extr. de belladone 0 gr. 25 cent.,
pour 20 pilules ; 4 à 6 par jour), à l'extérieur des frictions

avec une pommade calmante (extr. de belladone, 4 gr.;
chloroforme, 4 gr.; cérat, 10 gr.). C'est un traitement
antinévralgique.

« 4° Le zona peut enfin apparaître sans névralgie pro-
« dromique ou concomitante, mais laisser après sa guéri-
« son des douleurs qui, quelquefois, persistent assez long-
« temps. »

Alors, suivant M. Chausit, la médication préventive ne
pourrait être appliquée, l'absence initiale de douleur
excluant l'idée de traitement. Il en serait de même si on
avait affaire à un zona gangréneux.

Le traitement abortif n'aurait donc rien de bon, puis-
qu'il n'y a pas de caractères qui révèlent le moment où on
doit en faire usage, à moins qu'on ne l'applique à tous les
cas, « ce que l'on ne saurait sérieusement mettre en pra-
« tique. »

On doit donc, conclut l'auteur, proscrire la médication
abortive. Ce n'est pas à dire pour cela que les moyens pro-
posés, surtout les vésicatoires, ne soient pas utiles ; loin
de là, ils agissent contre la névralgie. On ne saurait en
dire autant des divers moyens topiques employés, comme
les cautérisations, les frictions rudes ; elles peuvent être
nuisibles et dangereuses, en détruisant les vésicules
en produisant des ulcérations profondes et vastes, toujours
douloureuses et persistantes.

Finalement, ce qu'il y a de mieux à faire est de s'en te-
nir au traitement de Cazenave, et dans le cas où le zona
serait compliqué d'abcès [cas cité par Alibert (1)], déve-
loppés sur le lieu du zona, ou d'abcès critiques, c'est-à-
dire dispersés sur tout le corps (furoncles, etc.), il n'y

____

(1) Alibert. Précis sur les maladies de la peau.

aurait pas encore lieu d'employer une autre médication, en appliquant toutefois un traitement général approprié.

Jusqu'ici, dans le cour de notre travail, nous avons souvent parlé du vésicatoire, soit comme moyen abortif, soit comme antinévralgique. M. le professeur Forget (de Strasbourg) émet, à propos de son emploi, des considérations qu'il ne sera pas inutile de faire connaître (1).

Pour lui, la thérapeutique du zona, qu'il appelle hémi-zona se borne dans la généralité des cas à éviter tout frottement, à condamner le malade au repos et à un régime léger, et la guérison a lieu, dit-il, *cito*, *tuto* et *jucundè*, sauf à remplir les indications accidentelles ou accessoires.

Ainsi s'il y a inflammation vive, on fera des embrocations d'huile d'olives. Ce corps peut remplacer tous les autres topiques gras, même la glycérine ; s'il y a douleur, on emploiera l'huile opiacée.

Si on veut éviter la rupture des pustules, on emploiera les topiques secs (poudre de riz ou poudre d'amidon) ; on traitera les ulcérations par du cérat opiacé, des cautérisations de nitrate d'argent, etc.

Il proscrit les applications de collodion qui sont douloureuses, irritent la peau et provoquent la rupture des vésicules ; il proscrit la glycérine parce qu'elle amollit l'épiderme ; mais si la douleur résiste et persiste, que fera-t-on ? Peut-on employer alors le vésicatoire ? Le moyen paraît rationnel et on peut l'essayer. Mais que penser du vésicatoire volant comme ayant la vertu de modifier favorablement l'éruption elle même ! voici des observations qui vont nous l'expliquer.

(1) Bulletin de thérap , t. LXI, p. 357.

OBSERVATION II.

Eruption de zona paraissant déterminée par l'application d'un vésicatoire.
Douleur persistant indéfiniment et conduisant au suicide.

Il y a une quinzaine d'années, je fus appelé par le colonel R..., directeur de la fondrie des canons à Strasbourg. Il me raconta que, éprouvant une douleur assez forte au côté droit du thorax, il s'en plaignit à son médecin ordinaire qui lui prescrivit un vésicatoire *loco dolenti.*

La douleur devint plus vive et à la levée du vésicatoire on découvrit une éruption développée sur le champ même de l'emplâtre et aux alentours. Le malade, furieux contre son médecin, l'accusait d'ignorance, de barbarie, prétendant que le vésicatoire était la cause de cette malheureuse éruption, que je reconnus être un zona en voie de développement. Le malade affirme que la peau était parfaitement saine avant l'application du vésicatoire.

J'eus beau représenter au patient que le vésicatoire ne produit pas d'éruption de cette nature, que la douleur indiquait l'application d'un vésicatoire, que rien ne pouvait faire prévoir l'apparition d'un zona, que le vésicatoire était lui-même un remède du zona, que probablement il faudrait y recourir de nouveau, etc., le malade persista dans son animosité, le médecin fut congédié, et je fus obligé, à mon grand regret, de prendre sa place. Ceci est un échantillon des procédés du public envers les médecins, et je crois pouvoir ajouter, sans trop de médisance, que bien des confrères eussent abondé dans le sens du malade.

Convaincu dès lors que le zona parcourt spontanément ses périodes et que toutes les médications actives sont illusoires, je me bornai à l'application d'un linge fin légère-

(1) Professeur Forget. Loco citato.

ment enduit de cérat opiacé, et à l'administration de quel·
ques sédatifs. Au bou t de huit ou dix jours la dessiccation
était complète. Mais comme il arrive trop souvent, la douleur survécut à l'éruption. Je mis successivement et vai-
nement en usage les topiques émollients et sédatifs, le vésicatoire lui-même, saupoudré plus tard d'un sel de morphine, les bains amidonnés, alcalins, sulfureux, etc. La
douleur persista vive, incessante, assombrissant le caractère
du malade naturellement mélancolique. Après plusieurs
mois de ces traitements superflus, le colonel obtint son chan-
gement pour Toulouse; j'ai su depuis que nos confrères du
Midi ne furent pas plus heureux que moi et que las de sou-
frir, enclin du reste au suicide, par son humeur atrabi-
laire, le pauvre malade s'était brûlé la cervelle.

OBSERVATION III.

Maladie du cœur. Anasarque. Douleurs thoraciques. Vésicatoires volants
Zona. Guérison franche.

« En octobre 1860, je fus appelé en consultation auprès
de M. N..., affecté depuis longtemps de dyspnée avec pal-
pitation, infiltration générale, etc. Depuis plusieurs jours
le malade éprouvait des points douloureux dans le thorax,
et l'auscultation ayant fait constater un épanchement dans
la plèvre droite, on peut supposer que les douleurs étaient
occasionnées par des points pleurétiques, et plusieurs vésicatoires furent successivement appliqués à la périphérie
du thorax, sans autre resultat que la vésication. Quelques
jours après la consultation, un nouveau point douloureux
paraissant indiquer un nouveau vésicatoire, le médecin ordinaire voulut examiner à nu les parties sensibles, et fut
assez surpris de découvrir une éruption de zona, occupant la demi-circonférence du thorax à droite.

<table>
<tr><td>Mercier.</td><td style="text-align:right">3</td></tr>
</table>

« Les pustules occupaient l'emplacement des vésicatoires antérieurs aussi bien que la peau saine.. Nous laissâmes marcher cette éruption en la recouvrant simplement d'un linge sec, pour éviter le frottement du gilet de flanelle : en huit jours l'éruption fut desséchée et ne fut pas suivie de cette période douloureuse particulière au zona. Du reste l'état général du malade, qui était considérablement amélioré au moment de l'éruption, ne fut pas sensiblement modifié par celle-ci. »

Voici les conclusions qu'en tire M. le professeur Forget :

» 1° Le vésicatoire n'empêche pas l'éruption du zona, quelque rationnel que soit d'ailleurs ce moyen substitutif ou perturbateur ;

2° Impuissant quelquefois à faire cesser la douleur consécutive au zona, le vésicatoire n'en est pas moins un des moyens de conjurer cet accident ;

3° Comme moyen abortif de l'éruption, le vésicatoire pourrait bien être une illusion, ainsi que bien d'autres moyens. Le zona parcourant ses périodes dans un temps assez court, il y a peu à gagner dans l'emploi de ces prétendus remèdes : *possunt quia posse videntur*.

4° Le vésicatoire est un moyen banal employé dans tous les genres de douleurs.

5° Le traitement du zona consiste premièrement à laisser marcher l'éruption, secondement à combattre les accidents qui peuvent se produire, comme on le fait dans d'autres éruptions (érysipèle, rougeole, scarlatine, etc.).

Nous ajouterons :

6° Le vésicatoire peut donner lieu à des éruptions zostéroïdes. C'est ce que prouvent les observations que nous venons de citer.

En somme, la médication abortive serait une médica-

tion toujours inutile et souvent dangereuse. M. Devergie
n'est pas de cet avis (1). Après avoir dit qu'il faut respecter
les éruptions qui n'altèrent pas notablement la santé, par
crainte de phlegmasie d'un organe plus important que la
peau, il propose le traitement de M. Debout par le collodion mercuriel (collodion élastique, 30 gr.; bichlorure de
mercure, 0 gr. 50), qu'on applique avec un pinceau. En
moins de vingt-quatre heures, les accidents disparaissent,
si la maladie est récente; si elle est ancienne ou plus
marquée, il faut faire des applications pendant plusieurs
jours. Ce moyen aurait en outre l'avantage de préserver
des douleurs consécutives.

L'addition du bichlorure de mercure au collodion en
fait un moyen modificateur des surfaces sur lesquelles on
l'applique ; mais les inconvénients de l'emploi du collodion
que nous avons siagnalés plus haut, subsistent tous et ne
permettent pas d'en faire un emploi constant. Et puis, ce
traitement ne saurait convenir à tous les cas.

Nous ne citerons que pour mémoire le traitement qu'em-
ployait Alibert (2), qui considérait le zona comme une dartre phlycténoïde. Il proposait la saignée, les sangsues, les
cautères placés dans différentes parties et les vésicatoires.
« Ils peuvent, dit-il, dans certains cas, diminuer la violence
du prurit. Appliqués immédiatement sur l'éruption dar-
treuse, ils la font disparaître en changeant l'action morbi-
fique de la peau. Il est, toutefois, un grand nombre de
cas où ces exutoires sont plus nuisibles que salutaires. J'ai
souvent observé, par exemple, que lorsque la masse générale des humeurs était imprégnée du vice herpétique, il
survenait constamment une dartre squameuse dans l'en-

(1) Précis sur les maladies de la peau.
(2) Bulletin de thérap., t. LXVII, p. 17.

droit même de la peau où le vésicatoire avait été appliqué. Alors on a tenté de remédier à cette irritation de la peau par des bains tièdes et des topiques émollients. »

Alibert appliquait au zona le traitement des autres maladies *dartreuses* de la peau, soit à l'intérieur, soit à l'extérieur.

Actuellement, M. Bazin (1), considérant le zona comme une affection pseudo-exanthématique, conseille à l'intérieur un régime doux ; à l'extérieur, la poudre d'amidon ; il proscrit les bains et les applications liquides. « Si les douleurs du zona persistent après la disparition de l'éruption cutanée, on les combattra à l'aide des préparations arsenicales, si elles sont consécutives au zoma dartreux, et à l'aide des préparations alcalines, si elles font suite au zona arthritique. »

Pour M. Hardy (2), le traitement est aussi simple. Il respecte également les vésicules, proscrit les topiques émollients, les frictions. Il propose des onctions avec de l'huile, à la suite desquelles on fait les applications de poudre inerte, si le zona n'est pas douloureux. Dans le cas contraire, il remplace la poudre inerte par « une poudre antispasdomdique ainsi composée :

> Poudre d'amidon. . . 3 parties.
> Oxyde de zinc 1   —

« Quand les vésicules sont desséchées, on se trouve bien de quelques bains qui hâtent la chute des croûtes.

« Si les vésicules sont déchirées, on applique des cataplasmes émollients, etc. »

(1) Bazin. Maladies de la peau.
(2) Hardy. Leçons sur les maladies de la peau.

Le traitement général n'a pour M. Hardy aucune importance, car pour lui le zona n'est qu'une « maladie inflammatoire accidentelle, compliquée ou non de névralgie. »

Si maintenant nous passons en revue les thèses qui ont trait au zona, que voyons-nous? Le remarquable travail du Dr Hybord (1) sur le zona ophthalmique est bien bref sur le traitement.

Suivant cet auteur, on doit, dans les cas modérés, employer la poudre d'amidon ou la glycérine; à l'intérieur, des tisanes rafraîchissantes, des purgatifs salins. Il croit qu'on a tort de proscrire la cautérisation des vésicules au nitrate d'argent, et pense « qu'on pourrait faire des tentatives nouvelles dans le but de chercher à éviter la formation des cicatrices. » Il conseille, si les différents moyens antinévralgiques généralement employés ne réussissent pas, de recourir à la section sous-cutanée des nerfs (d'après Bowman, qui pratiqua la section du nerf sus orbitaire); et enfin les courants d'induction « pour rétablir, autant que possible, l'excitabilité normale du nerf par une excitation méthodique, » et partant, limiter la durée de la douleur en facilitant le retour des fonctions des nerfs.

M. le Dr J. Barthès (2) pense, avec M. Hardy, qu'on doit respecter les vésicules, éviter les frottements, proscrire les pommades, les frictions, les cautérisations au nitrate d'argent et peut-être aussi les applications topiques de perchlorure de fer, que nous trouvons mentionnées pour la première fois. Les névralgies doivent être combattues par les moyens ordinaires, sans qu'on puisse fonder beaucoup d'espoir sur les injections sous-cutanées de chlorhydrate

(1) Hybord. 1872. Du zona ophthalmique.
(2) Barthès, thèse 1873.

de morphine, qui « échouent complètement dans les névralgies qui accompagnent le zona. » Reste encore l'électricité et la section du filet nerveux intéressé.

M. le Dr Bertrand (1), à propos de l'herpès traumatique,
se contente de rappeler les moyens ordinaires de traitement et « si cela ne suffit pas, dit-il, on pratiquera l'acu-
puncture de façon à laisser les aiguilles trois heures en
place et on prescrira une série de douches de vapeur sur
le point douloureux ». C'est un traitement proposé par
M. Bouchut (2).

Elle est déjà longue la série des moyens que nous avons
examinés : nous avons surtout insisté sur ceux qui étaient
plus particuliers au zona, laissant de côté ceux employés
le plus souvent pour combattre d'autres affections douloureuses. Nous eussions été obligé sans cela de passer en
revue tous les anesthésiques.

Nous n'avons pas voulu nous appesantir sur les médications générales dirigées contre certaines dispositions spéciales des malades atteints de zona. C'eût été sortir des
limites du zona proprement dit.

Les résultats fournis par l'anatomie pathologique et la
physiologie expérimentale, sur la pathogénie du zona, ont
inspiré une médication rationnelle, qui a été l'objet d'un
travail spécial de la part de M. le Dr Fauque (3). C'est la
médication par les courants induits ou courants continus
qui, dans la pensée de l'auteur, « modifient la conductibi-
lité du tronc nerveux malade, et lui impriment un ébran-
lement dont les résultats doivent être favorables ».

Voici comment est institué le traitement : on applique

1) Bertrand. Thèse 1875.
(2) Gazette des hôpitaux, 1872.
(3) P. Fauque. Thèse 1875.

le pôle positif à la racine des nerfs, tandis qu'on promène le pôle négatif sur le trajet du nerf douloureux.

Des séances de un quart d'heure répétées chaque jour, puis plusieurs fois par jour, procurent la cessation de douleurs anciennes consécutives à l'éruption zostéroïde.

On peut faire usage de l'appareil de Remak en mettant en activité jusqu'à quinze ou vingt éléments, de façon à obtenir au galvanomètre une déviation de 20 à 25 degrés.

Nous dirons de ce moyen que, dans tous les cas où la conductibité nerveuse est intéressée, il peut rendre de réels services. Mais souvent ce n'est pas le cas. D'autre part, la nécesité d'appareils spéciaux difficiles à manier, d'une préparation toujours un peu longue, de séances à répéter fréquemment, n'en font pas un moyen véritablement pratique. Ajoutons à cela la susceptibilité de certains malades qui ne sauraient s'acommoder de l'électricité aussi facilement que le pense M. Fauque. Il serait peut-être prématuré de porter un jugement en dernier ressort sur ce moyen peu employé encore. Quoi qu'il en soit, son application est basée sur une indication logique, rationnelle ; on ne doit donc pas la rejeter.

DU TRAITEMENT DU ZONA PAR LES APPLICATIONS TOPIQUES DE PERCHLORURE DE FER.

Depuis son introduction dans la thérapeutique, le perchlorure de fer a toujours été considéré comme un modificateur puissant. De là les expérimentations nombreuses dont il a été l'objet.

Pravaz l'employa avec succès pour obtenir la coagulation du sang dans les vaisseaux.

Aubrun le fit prendre intérieurement dans le croup, la diphthérite.

Mathey l'administra dans l'érysipèle.

Sandras le prescrivit en injections contre les flueurs blanches, etc.

Rien de surprenant alors qu'il soit venu à l'idée des praticiens de l'employer comme modificateur local dans le zona. Ce n'est pas la première fois qu'il s'agit d'un sel de fer appliqué localement, car nous avons déjà cité la pommade au sulfate de fer (1). Devergie employa aussi une pommade au perchlorure de fer contre les affections lichénoïdes de la peau, contre les maladies sécrétantes dans leur période chronique, etc. Seulement, la pommade au perchlorure de fer rancit avec une très-grande promptitude.

Le perchlorure de fer a encore été employé de la façon suivante (Al. Thierry) : l'épiderme étant enlevé à l'aide d'un vésicatoire volant, on attend vingt-quatre heures et on étend ensuite avec un pinceau une solution de perchlorure de fer de 35° de densité sur la partie dénudée. — Ce traitement a été dirigé contre les tumeurs érectiles, les nœvi materni, les ulcères variqueux, etc.

Nous allons voir maintenant quelle peut être son utilité dans le zona, et quels sont les résultats qu'il a donnés dans le traitement de cette intéressante maladie. .

C'est à M. le Dr Baudon que revient tout le mérite de ce traitement. Il eut le rare bonheur d'avoir à observer, à des époques rapprochées, des cas de zonas assez intenses pour pouvoir porter un jugement certain sur l'emploi de ce moyen thérapeutique, si facile à appliquer, si constant dans ses effets.

Voici ce que dit M. Baudon (2) :

« Le mode d'action du perchlorure de fer sur les tissu

(1) Betz d'Heibrown. Loco citato.
(2) Bull. de thérap., t. LXIII, p. 75

« muqueux et cutanés et sur leurs sécrétions, m'a porté
« à étudier les effets sur la marche du zona. Les résultats
« m'ont paru assez remarquables pour m'engager à ap-
« peler sur eux l'attention de mes confrères.

OBSERVATION I.

Charpentier, de B... (Oise), âgé de 23 ans, ouvrier filateur, me consulte, au mois d'avril dernier, pour des boutons dont il souffre beaucoup, dit-il, et qui entourent la
moitié gauche de la circonférence de la taille. L'éruption
date de la veille. En effet, j'aperçus dans l'espace de 7 centimètres de haut, depuis l'épigastre jusqu'à la colonne
vertébrale, une ceinture éruptive s'arrêtant brusquement
au milieu de la région dorsale. Elle était formée de petits
croissants, hérissés de minimes vésicules, renfermant un
liquide transparent, légèrement jaunâtre, se détachant de
la peau, qui était d'un rouge vif.

Ces demi-cercles zoniques étaient en assez grand
nombre; le malade ne pouvait supporter le contact de sa
chemise tant il était douloureux.

Je prescris un badigeonnage avec le perchlorure de fer
liquide, qui devra être répété trois fois par jour, en ayant
soin de recouvrir la région d'une épaisse couche de ouate.
Trois jours après Charpentier vient me dire qu'il est
guéri; il me montre une peau parfaitement nette, lisse,
d'un rouge encore assez intense, mais saine. »

OBSERVATION II.

« Dans le courant du même mois, un jeune homme,
ouvrier filateur également, travaillant dans la même
usine, me consulte pour un zona du côté droit. Son cama
rade lui avait raconté la rapidité de sa guérison.

« Les groupes de vésicules n'étaient plus semblables ;
celles-ci étaient disséminées, sans aucune symétrie ; même
prescription, même succès, dont je fus vraiment surpris. »

« Dans le cas suivant le zona était énormément déve-
loppé. »

OBSERVATION VI.

« Le 23 avril 1862, la demoiselle H. C..., de Mouy (Oise),
âgée de 50 ans environ, n'étant plus réglée depuis plusieurs années, d'une excellente santé habituelle, ressent,
sans cause connue, une douleur épigastrique intense, une
pression dans le dos et autour des fausses côtes gau-
ches. L'appétit est un peu perdu. Les jours suivants une
chaleur brûlante, des battements se manifestent dans la
même région ; elle est faible, le sommeil est troublé, in-
complet, puis au bout de huit jours de malaise, une éruption se montre à la moitié gauche du corps. La demoiselle C... applique des cataplasmes de farine de lin, qui
lui occasionnent des douleurs atroces. Enfin au bout de
cinq jours de souffrances, à partir du moment de l'éruption, elle me fait appeler.

7 mai. Je constate depuis l'épigastre jusqu'aux vertèbres du côté gauche une ceinture rouge vif, de la lar-
geur de la main, couverte de grosses vésicules irrégulières,
d'un volume inégal, criblée de petites éminences transparentes répandues par milliers et extrêmement sensibles. J'applique séance tenante une couche du mélange
suivant :

Perchlorure de fer liquide, 12 gr.

Glycérine,   4 gr.

Je recommande de renouveler cette application trois fois
par jour, et de recouvrir de ouate les surfaces malades.

Le lendemain 8, lors de ma visite, j'apprends que le sommeil a eu lieu pour la première fois depuis l'invasion du zona, les grosses vésicules n'ont pas changé, les petites sont restées stationnaires.

Le 9. Même état. La peau se tanne. Affaissement des petites vésicules. J'ouvre les grosses vésicules, je donne issue à la sérosité et je les badigeonne de perchlorure de fer.

Le 10. Insomnie et douleurs cuisantes, probablement provoquées par le médicament, car la malade dit qu'elles ne sont pas semblables. J'ajoute du laudanum à mon liquide caustique et je badigeonne plus vigoureusement que jamais.

Le 11. Affaissement de toutes les grosses vésicules, les petites sont sèches. La malade s'est trouvée si bien qu'elle s'est levée et s'est promenée. Le frottement de la ouate, qu'elle avait omis de renouveler, cause quelques douleurs. Continuation du moyen topique.

Le 13. Toutes les vésicules sont sèches ; la peau est brune, à peine sensible. Une seule appplication de perchlorure de fer.

Le 13. Je fais ma dernière visite et constate que la guérison est complète. »

« Il a fallu deux jours d'application de sel de fer pour « que l'imprégnation fût faite ; mais aussitôt qu'eut lieu « le contact du liquide médicamenteux avec la surface « malade, il y eut arrêt de développement des vésicules, « puis affaissement, puis dessiccation. Si j'avais été appelé « plus tôt, dit en terminant M. Baudon (l'éruption datait « de cinq jours), la maladie aurait avorté. »

L'auteur a employé successivement le perchlorure de fer du Codex, le perchlorure mélangé à la glycérine, le perchlorure mélangé au laudanum ; c'est à ce dernier mélange qu'il s'arrête. La glycérine est rejetée comme affaiblissant l'action du sel de fer. Les applications doivent être faites plusieurs fois par jour.

A peine M. Baudon avait-il publié ses observations que de nouveaux faits venaient confirmer les heureux résultats obtenus d'une manière irréfutable.

« Je lis dans le numéro du 20 juillet du *Bulletin de thé-*
« *rapeutique*, dit M. le Dr Gressy (1), la relation de trois
« observations de zona, traité et guéri par des applica-
« tions locales de perchlorure de fer. » Le hasard m'ayant permis de traiter également trois cas de zona par le même moyen, avec un résultat non moins satisfaisant, permettez-moi de joindre mes observations à celles de M. le Dr Baudon, afin de donner un nouvel appui à une médition aussi simple qu'efficace.

OBSERVATION VII.

« La fille K., âgée de 22 ans, journalière, vient me consulter, le 12 décembre 1861, au sujet d'une affection éruptive très-douloureuse, dont l'apparition date de quarante huit heures. Je reconnais un vaste zona qui s'étend sur la moitié gauche de la poitrine, depuis les premières vertèbres dorsales jusqu'au sternum, en passant immédiatement au-dessous de l'aisselle et sur la moitié inférieure de la mamelle. Des vertèbres au sternum, la peau est parsemée, sur une hauteur de 10 centimètres environ, de nombreux groupes de vésicules, et chaque groupe est entouré d'une aréole inflammatoire. Je badigeonne toute la surface de peau occupée par le zona avec une solution alcoolique cencentrée de perchlorure de fer (perchlorure de fer

____
(1) Bulletin de thérap., t. LXIII, p. 404.

sublimé, 5 grammes ; alcool, 30 grammes). Cinq minutes ne se sont pas écoulées que le malade éprouve une amélioration. Je n'applique ni linge, ni ouate, et je congédie la malade en l'engageant à revenir le surlendemain 14 ; elle ne vint que le 15, me déclarant que la douleur avait disparu dès le premier jour. Je trouvai toutes les vésicules flétries ; je pratiquai un nouveau badigeonnage avec la solution alcoolique de perchlorure de fer, moins par nécessité que pour satisfaire la malade. »

« Dans deux autres cas, traités antérieurement à la fille
« K..., par le même moyen, j'ai obtenu deux guérisons
« très-rapides. Je regette de n'avoir pas pris de notes sur
« ces deux malades. Je me rappelle que chez l'un d'eux, je
« voulus, comme le Dr Baudon, rompre quelques-unes des
« vésicules les plus volumineuses. Le contact du perchlo
« rure sur le derme mis à nu fut extrêmement doulou
« reux, et tandis que les vésicules, restées intactes, se flé
« trirent très-vites, les points du derme touchés par le per
« chlorure ne se couvrirent d'un nouvel épiderme que
« plusieurs jours après la guérison du zona. »

Le Dr Gressy n'observa, dans aucun de ces cas, de névralgie consécutive. Il se contenta d'un seul badigeonnage chaque jour, et trois jours lui suffirent pour obtenir la guérison.

Voici, suivant l'auteur, les phénomènes qui suivent immédiatement l'application du perchlorure de fer :

« Le malade est soulagé sur-le-champ ; après cinq minutes la peau se ride « comme si les fibres musculaires lisses du derme entraient en contraction tonique insensible ; » l'inflammation qui avoisine les groupes se circonscrit ; les vésicules paraissent former un relief plus accusé à la surface. Ces phénomènes se passent rapidement sous les yeux,

« Le lendemain on observe ce que M. Baudon a parfaitement exprimé en disant que la peau *se tanne*; l'épiderme est raccorni, la peau est ridée, âpre au toucher, et les vésicules flétries ne tardent pas à se dessécher dans les jours qui suivent. »

Le traitement de M. Gressy consiste donc : 1° à se servir d'une solution alcoolique de perchlorure de fer ; 2° à ne faire qu'une application quotidienne; 3° à respecter les vésicules.

Une note que nous avons sous les yeux (1) nous permet de trancher cette question du respect des vésicules : « Au moment où j'imaginai la méthode de faire avorter ou de guérir le zona par l'emploi du perchlorure de fer, j'ai ouvert les vésicules pour ce motif qu'elles tardent à s'affaisser et qu'elles s'étendent même si l'on néglige de le faire. Depuis cette époque, de nombreux cas se sont présentés dans ma pratique, et j'ai vu constamment les grosses vésicules s'étendre, augmenter de dimensions, si je n'avais pas cette précaution. Au reste, la douleur est de peu de durée, et les résultats sont plus certains. »

Avant de donner nos conclusions nous joindrons aux observations que nous venons de citer, deux cas personnels aussi heureusement traités que les autres :

OBSERVATION VIII.

Zona de la région fessière droite.

Madame M..., âgée d'environ 45 ans, éprouvait depuis quatre ou cinq jours, un malaise général, et des douleurs croissantes et continues, dans la région fessière droite, et

(1) Baudon. Note.

à la partie postéro-externe de la cuisse du même côté. La marche sur cette jambe était pénible. La malade fut bientôt prise de fièvre intense, de soif vive, d'inappétence. Insomnie, constipation.

On me fit voir sur la région douloureuse 5 à 6 groupes de vésicules grosses comme des grains de millet, reposant sur une surface rouge, fortement enflammée. Madame M..., avait eu la fâcheuse idée de prendre un bain de siége (elle était sujette aux douleurs de reins, disait-elle), et les douleurs s'étaient accrues considérablement. Il fut prescrit un badigeonnage deux fois par jour avec une solution de perchlorure de fer alcoolique :

Sol. de perchlorure de fer du Codex.   30 grammes.
Alcool.   10   —

Au bout de trois jours la malade se plaignait seulement d'une sensibilité très-vive dans la région badigeonnée, lui donnant une sensation différente des douleurs de son zona.

OBSERVATION IX.

Zona du tronc du côté gauche.

M. L..., cocher, âgé de 33 ans, d'un tempérament lymphatique, fut pris de dyspnée, et d'une douleur qui s'étendait dans tout le côté gauche du thorax. Cette douleur revenait par élancements, et causait à L... une angoisse inexprimable. Il fut obligé de cesser son emploi et de se mettre au lit, tout mouvement exaspérant les douleurs. Il était survenu, sur les parties douloureuses, des rougeurs vives disséminées, étendues, supportant des groupes de vésicules très-fines et transparentes. Le malade ne sachant ce que cela pouvait être avait gratté avec la main droite les groupes les plus faciles à atteindre. Il en était résulté des souffrances intolérables. Pas de phénomènes généraux. On prescrit une application de perchlorure de fer alcoolique (30 pour 10). L... en fit trois en quelques heures, et le lendemain, il claquait son fouet en conduisant ses chevaux. Il disait qu'il ne souffrait plus beaucoup, et que les applications qu'il avait faites avaient été extrêmement douloureuses.

Tous ces faits que nous pourrions multiplier encore, nous paraissent concluants, et établissent le rôle profondément modificateur du perchlorure de fer appliqué localement.

Le traitement du zona par le perchlorure de fer est mis en pratique à l'hôpital Saint-Louis par M. le Dr Lailler, qui emploie également la solution alcoolique, saturée ou étendue suivant les cas, soit de perchlorure sublimé, soit de perchlorure sec amorphe. Cette solution mouille de suite toute la surface sur laquelle on l'étend, sèche vite, n'a besoin d'aucun corps pour la recouvrir, et n'est pas plus douloureuse que la solution aqueuse. (Note de M. Lailler à M. Baudon).

Nous concluons donc : 1° Le traitement du zona par les applications topiques de perchlorure de fer donne des résultats constants ; 2° on doit employer la solution alcoolique préférablement à toute autre.

Note. — M. Lailler emploie les applications de percholrure de fer, non-seulement dans le zona, mais dans les eczémas variqueux pour consolider la peau, après leur guérison, pour le traitement de certains lupus etc.

Paris. — A. Parent, imprimeur de la Faculté de Médecine, rue M.-le-Prince, 29-31.

www.ingramcontent.com/pod-product-compliance
Ingram Content Group UK Ltd.
Pitfield, Milton Keynes, MK11 3LW, UK
UKHW021640090726
13657UKWH00004B/1658